AF246427

TUMEUR FIBREUSE

DE L'UTÉRUS

MÉLANCOLIE SYMPATHIQUE. — ATTAQUES ÉPILEPTIFORMES

Par F. VILLARD

La mélancolie, comme la plupart des autres
maladies mentales, n'a pas toujours un point de
départ initial dans le cerveau ; elle peut être le
résultat de lésions organiques variées, dont la
réaction sur les centres nerveux peut donner lieu
au délire mélancolique : c'est là ce qu'on désigne
sous le nom de mélancolie *sympathique*. Ces dif-
férences ont été parfaitement appréciées par Es-
quirol, qui, dans son *Traité des maladies mentales*, rapporte l'observation d'un malade qui ne
pouvait manger, disait-il, parce qu'un corps
étranger s'était arrêté dans son gosier et l'empê-
chait d'avaler. Plongé dans une profonde tristesse, il demandait avec instance qu'on lui reti-
rât ce corps étranger imaginaire. A son autopsie,
on trouva un cancer de l'œsophage. Bonnet cite
le fait d'un malade qui assurait avoir un crapaud
dans l'estomac, et qui portait un squirrhe du py-
lore. — L'observation suivante, curieuse à plus
d'un titre, nous semble un exemple remarquable
de cette forme de mélancolie :

N..., quarante et un ans, ouvrière en fleurs artifi-
cielles, est entrée à la Salpêtrière le 2 mai 1866. Nous
n'avons pu recueillir sur ses antécédents que ce qu'elle
a bien voulu nous dire elle-même. Abandonnée par
son mari, elle habite seule depuis vingt et un ans et
a été obligée de travailler beaucoup pour vivre et pour

élever ses deux fils, aujourd'hui morts tous les deux,
l'un à l'âge de vingt-trois ans. Son mari la maltraitait
et ne lui donnait jamais un sou ; par son travail, elle
était obligée de subvenir aux frais du ménage, et plus
d'une fois elle se vit forcée de vendre une partie de
ses vêtements pour ne pas s'exposer à mourir de faim.
Il y a trois mois, on l'a conduite à l'asile Sainte-Anne,
et aujourd'hui voici l'état dans lequel elle se présente
à nous.

La malade semble être sous le poids d'une grande
oppression morale ; elle baisse la tête, ses traits grippés, contractés, expriment l'anxiété, la douleur. Ses
sourcils sont froncés, ses yeux constamment tournés
vers la terre. Sa physionomie immobile semble in-
diquer une profonde concentration de la pensée ; de
temps en temps, elle pousse de longs et profonds
soupirs, et jette autour d'elle de furtifs regards.
Lorsqu'on l'interroge, elle ne semble pas entendre ;
si on appelle plus directement son attention, elle
paraît fort contrariée et répond alors, mais à voix
basse, tellement basse, qu'à peine peut-on compren-
dre ce qu'elle dit. Quelquefois, cependant, elle élève
la voix, et on peut l'entendre murmurer contre son
mari, qui, dit-elle, la maltraitait, et lui aurait donné
de mauvaises maladies. Elle se plaint d'éprouver des
douleurs dans le ventre et d'avoir des fleurs blanches.
Sa parole est lente, interrompue parfois, mais l'arti-
culation se fait bien ; on n'observe pas de tremblement
à la langue ni dans les membres, et la malade n'a
rien perdu de sa force dans les mains. La mémoire ne
semble pas altérée car la malade nous raconte des
faits qui remontent à plus de vingt ans. Nous la fai-
sons compter : elle s'en tire parfaitement.

La contenance de cette malade est intéressante à
observer : elle est assise ordinairement sur une chaise,
le tronc incliné en avant, la tête baissée, les mains
passées sous la robe et croisées sur le ventre, qu'elles

semblent vouloir retenir. Si on lui dit de se lever, elle
le fait, mais aussitôt sa figure se contracte plus fort ;
elle semble avoir peur, regarde autour d'elle et paraît
éprouver un grand malaise.

Les membres inférieurs sont légèrement œdématiés.

Jusqu'au 24 mai, cette malade reste dans l'état
que nous venons de décrire. Le 24 mai, à dix heures
du matin, elle fut prise tout à coup d'un tremblement général, avec refroidissement des extrémités ;
sa respiration devint anxieuse, et elle perdit connaissance. On observa de légères convulsions de la face,
plus marquées du côté gauche ; une légère écume vint
à la bouche. Bientôt elle tomba dans le coma, d'où
elle ne tarda pas à sortir.

Ces attaques se reproduisirent plusieurs fois dans
la journée : parfois, elle se mettait à trembler, se je-
tait à terre et se roulait en tous sens, cherchant à mor-
dre les objets placés près d'elle, et disant de temps en
temps : « Oh ! que je souffre dans cet état. »

Le soir une nouvelle attaque survint plus violente
que les autres : elle avait été précédée de cris, de
hurlements.

25 mai. — La malade est étendue sur le dos. Elle
a vomi plusieurs fois pendant la nuit ; elle est dans
un accablement profond ; ses paupières sont à demi
fermées, sa respiration forte, anxieuse ; elle a 32
inspirations par minute. La bouche est entr'ouverte,
la langue sèche ; quand on fait du bruit auprès d'elle,
elle ouvre les yeux et regarde fixement ; si on l'interroge, elle ne répond pas. Sa figure exprime la
souffrance, ses traits sont grippés. La peau est modé-
rément chaude, le pouls est petit et fréquent, et bat
132 pulsations.

Les jambes et les pieds sont gonflés, le ventre est
tuméfié, sensible à la pression : par la palpation, on
sent une tumeur volumineuse qui occupe le petit bassin et remonte très-haut dans la cavité abdominale.

Par le toucher vaginal, on ne peut atteindre le col
de l'utérus que très-difficilement : la partie vaginale
n'existe pas, elle est effacée. Les deux lèvres du col
sont molles et non granuleuses. Si, le doigt appuyé sur
le col, on presse sur le ventre, on sent une tumeur
très-volumineuse, très-dure, composée de mamelons
laissant entre eux des sillons profonds. Cette tumeur
s'étend davantage en haut et à droite ; ses bords latéraux dépassent la ligne médiane de cinq travers de
doigt environ de chaque côté. A gauche, la tumeur
descend jusque dans la fosse iliaque. En haut et à
droite, elle remonte jusqu'au niveau de l'ombilic. Les
mouvements qu'on lui imprime se transmettent au col
qui se déplace en sens inverse.

25 mai (soir). — La malade est toujours dans le
décubitus dorsal ; ses paupières sont à demi fermées.
Si on lui demande où elle souffre, elle répond à voix
basse : « Un peu partout. » La langue est sèche, la
face grippée ; les inspirations sont fréquentes ; la
peau est chaude et couverte de sueurs ; la température
axillaire est de 38° 6 ; le pouls est fréquent et fili-
forme. La malade meurt dans la nuit.

AUTOPSIE, 36 heures après la mort : — Dans le
cerveau on ne trouve aucune altération appréciable :
la pie-mère est légèrement injectée ; les membranes
cérébrales ne présentent aucune adhérence à la substance nerveuse, qui conserve elle-même sa consis-
tance et son aspect normal. L'examen microscopique
démontre que le tissu nerveux n'est pas altéré dans sa
structure. — Mais les lésions les plus remarquables
se trouvent dans la cavité abdominale : — Dans le bassin, on voit une tumeur énorme située sur la partie
postérieure de l'utérus. Cette tumeur est volumineuse,
de la grosseur de la tête d'un enfant de dix ans, ar-
rondie, ou plutôt ovoïde, dépassant en haut le détroit
supérieur du bassin et remontant jusque dans la fosse
iliaque droite, où elle avait été sentie par la palpation.

— L'utérus se présente à la face antérieure de cette tumeur, allongé, rubané. Une sonde introduite par l'ouverture du col, va jusqu'à l'extrémité de la tumeur. L'utérus ouvert présente une cavité allongée, étroite dans laquelle la sonde avance facilement. Les ouvertures des trompes ne peuvent être retrouvées : elles sont complétement oblitérées. Ces derniers éléments, ainsi que l'ovaire, ont perdu leurs rapports normaux. La trompe droite est oblitérée au niveau de son pavillon qu'il est impossible de reconnaître et qui se trouve transformé en un kyste, du volume d'une vésicule biliaire fortement distendue, accolé sur la tumeur et recouvrant l'ovaire droit qui apparaît au-dessous tout aplati. De ce kyste sort un liquide séreux. A gauche on ne trouve rien de semblable : on voit la trompe qui s'étale à la surface de la tumeur et l'ovaire qui lui est accolé.

Cette tumeur se trouve comprise dans l'épaisseur de la paroi postérieure de l'utérus dont les fibres musculaires sont inégalement réparties à sa surface. Elle ne présente ni bosselures, ni dépression ; sa surface est lisse, dure. A la coupe, elle crie sous le scalpel et se présente sous l'aspect d'un tissu lardacé, blanchâtre, analogue au tissu fibreux. Son poids est de quatre kilogrammes.

Au-dessus de la tumeur, dans l'abdomen, on trouve le gros intestin, le côlon descendant, le côlon transverse et le côlon ascendant fortement distendus. Mais cette dilatation est surtout remarquable dans le cœcum, qui présente des dimensions énormes, égales presque à celles de l'estomac. — La vessie n'est pas distendue, mais ses parois sont considérablement hypertrophiées.

Du côte des autres organes, foie, poumons, cœur, etc.. on ne trouve rien de particulier à noter.

En analysant maintenant cette observation, il

nous semble évident que le point de départ de
la mélancolie doit être placé dans la tumeur abdominale. Sans doute la malade avait été prédis-
posée à cette affection par son isolement, ses
chagrins, ses ennuis; mais si, d'une part, on
considère que le début de la tumeur devait être
fort ancien, ainsi que le fait supposer le volume
énorme de cette dernière; si, d'autre part, on
tient compte de la nature des idées hypochon
driaques de la malade, il est impossible de ne
pas voir entre ces deux circonstances une relation de cause à effet. A son entrée à l'hospice,
elle accuse de grandes souffrances, elle se plaint
d'avoir de la leucorrhée et croit que son mari lui
a donné de mauvaises maladies, bien que l'examen attentif de la malade ne fasse rien supposer
de semblable. — En outre, elle conserve toujours
une attitude caractéristique : assise, le tronc incliné en avant, elle a les deux mains croisées sur
son ventre, et si on veut lui faire quitter cette position, dans laquelle elle semble éprouver le moins
de malaise, sa figure se contracte et exprime
l'anxiété, la souffrance. Toutes ces considéra-
tions montrent, suivant nous, qu'il existe une
relation intime entre les idées délirantes et la
lésion abdominale.

Quant aux attaques épileptiformes éprouvées
par la malade, nous serions volontiers porté à les
considérer comme étant de même nature que
celles qui se produisent chez certaines femmes
portant un utérus gravide. Il y a là une tumeur
énorme, très-dure, déterminant une compression
permanente sur les viscères et les plexus nerveux de l'abdomen et du petit bassin, et cela

suffit, il nous semble, pour expliquer les réac-
tions qui se produisent, et donner raison des
phénomènes nerveux observés chez notre malade, sans aller chercher dans les centres nerveux une cause qui, du reste, n'y existe pas.

DE QUELQUES COMPLICATIONS
DE LA PARALYSIE GÉNÉRALE

Par F. VILLARD.

Une des complications les plus fréquentes de
la paralysie générale est certainement la congestion cérébrale qui en est quelquefois le symp-
tôme initial. Cet accident ne se montre pas toujours avec les manifestations typiques que tout le
monde connaît; il revêt souvent des formes
symptomatiques multiples, que M. Aubanel a dis-
tinguées au nombre de huit et que Marcé réduit
à cinq. On pourrait en restreindre encore le nombre ou l'augmenter davantage : il n'y a pas, en
effet, entre ces formes de délimitation tranchée,
et souvent plusieurs des phénomènes caractéris-
tiques de l'une se mélangent avec ceux qui appartiennent à une seconde, de telle sorte que
pour chaque malade, pour ainsi dire, il pourrait
y avoir une forme spéciale, différente de toutes
les autres.

La forme la plus ordinaire, est celle qui est
caractérisée par une activité plus grande de la
circulation cérébrale. Le malade est inquiet,
agité; il parle beaucoup; sa figure est injectée;
son pouls est rapide, accéléré. A un degré plus
avancé, il présente tous les symptômes d'un accès

de manie aiguë. Parmi plusieurs faits qu'il nous a été donné d'observer, nous allons rapporter le suivant :

OBSERV. I.

Pez...., 45 ans, blanchisseuse, est entrée à la Salpêtrière pour la seconde fois en décembre 1867, dans le service de M. Baillarger. — Il y a quatre ans et demi, cette malade fut amenée à l'hospice pour la première fois : elle avait perdu la mémoire en partie, était triste et se plaignait de douleurs dans diverses parties du corps. Le jour même de son entrée, elle eut une perte de connaissance qui dura deux heures, et se reproduisit un mois après : ni dans l'une ni dans l'autre circonstance, on n'observa de convulsions. La malade était faible sur ses jambes, mais on n'observait pas de tremblement appréciable ; sa parole était brusque, mais non embarrassée. — Après la seconde perte de connaissance, la mémoire diminua rapidement. M. Baillarger porta alors le diagnostic suivant : Mélancolie avec prodrômes de paralysie générale.

12 mars 1865. — La malade est dans une prostration profonde : si on lui parle, on ne peut obtenir d'elle que le mot *oui*. Ses lèvres sont tremblottantes ; sa démarche est chancelante. Il y a émission involontaire des urines et des matières fécales.

15 avril 1866. — Depuis quelques jours, on remarque chez la malade de l'excitation ; sa figure est animée ; ses yeux sont brillants. Depuis hier soir, son excitation est devenue plus grande ; elle parle avec volubilité, crie, vocifère, s'agite et se démène : on est obligé de la mettre aux cellules.

Cette malade sortit de l'hospice au commencement de 1867, à peu près guérie ; mais à la fin de la même année, on fut obligé de la ramener à la Salpêtrière. Elle était sous l'influence d'une excitation maniaque très-prononcée, qui obligea de la mettre aux cellules.

En mars 1868, au moment où nous l'observons,

cette malade offre très-accentué le tremblement caractéristique de la paralysie générale. L'odorat et le goût
sont abolis, et elle présente l'incohérence et les idées
de grandeur spéciales à cette affection : elle est extrê-
mement riche, car elle a des chambres et des cabinets
pleins de poires, de poulets, de gâteaux ; elle est jeune
et belle et veut se marier.

Il peut arriver que, chez les paralytiques géné-
raux, au lieu d'excitation, on remarque tout à
coup chez eux de la somnolence et une grande
inertie physique et morale. Souvent alors on ne
tarde pas à les voir tomber dans le coma : ils
sont insensibles aux agents extérieurs ; leurs
muscles sont dans une résolution complète.
Quelquefois, c'est une hémiplégie qui est le résultat de la congestion, hémiplégie d'une durée
variable, mais qui finit toujours par disparaître.
Enfin, il est une forme plus commune que les
deux qui précèdent, et plus importante à la fois
par son appareil symptomatique spécial et par
l'influence fâcheuse qu'elle exerce sur la marche
de la maladie ; nous voulons parler de la congestion apoplectiforme. Trousseau, dans ses belles
cliniques de l'Hôtel-Dieu, décrit d'une façon ma-
gistrale la congestion cérébrale apoplectiforme
qu'il considère comme toujours liée à l'épilepsie.
L'observation démontre cependant qu'il n'en est
pas toujours ainsi et que la congestion apoplectiforme peut se présenter comme un phénomène
symptomatique de plusieurs maladies de l'encé-
phale, et notamment de la paralysie générale,
ainsi que cela ressort des travaux de MM. Baillarger, Billod, Moreau (de Tours), etc. Dans ce
dernier cas, tantôt la congestion se manifeste

sous 1orme de vertiges, d'étourdissements ; tantôt elle est caractérisée par une perte complète de connaissance, simple, ou présentant l'aspect de l'apoplexie, ou bien s'accompagnant d'attaques qui simulent à s'y méprendre celles qui appartiennent à l'épilepsie. Les observations suivantes peuvent donner une idée de ces diverses manifestations :

OBSERV. II.

Fres..., 36 ans, est entrée à la Salpêtrière le 8 août 1866, dans le service de M. Baillarger. Antécédents : Son père est mort phthisique ; elle a un frère aliéné à Bicêtre. Elle s'est mariée fort jeune, et a eu à subir de mauvais traitements de la part de son mari. La mort d'une personne qu'elle affectionnait beaucoup lui produisit une profonde impression. C'est à la suite de cette circonstance qu'elle perdit la raison et fut transportée une première fois à la Salpêtrière, où elle resta dix-huit mois, et où elle présenta une excitation maniaque des plus prononcées.

Aujourd'hui la malade présente un tremblement généralisé ; sa parole est embarrassée, lente ; ses mots sont mal articulés. Elle n'est pas maîtresse de ses mouvements : quand on lui dit, par exemple, d'ouvrir les yeux, elle les ferme. Les muscles des membres supérieurs se contractent faiblement ; elle peut encore coudre ; elle marche assez bien, mais lentement et en se balançant. La sensibilité est intacte ; elle accuse parfois des douleurs erratiques dans les membres.

20 *avril* 1868. — Aujourd'hui, tout à coup, la malade était occupée à travailler, lorsqu'elle a perdu connaissance ; sa face est devenue pâle ; la malade était immobile et on n'a observé chez elle aucune convulsion.

Les deux jours suivants, le même accident s'est reproduit : la perte de connaissance durait chaque fois de 10 à 12 minutes. La malade, en revenant à elle, se plaignait d'une grande faiblesse et d'un malaise général.

Un mois après, les symptômes qu'elle présentait s'étaient notablement aggravés. La marche était devenue presque impossible; la parole était très-difficile et presque incompréhensible. La malade ne pouvait se servir d'une aiguille; en outre, elle perdait involontairement ses urines et ses matières fécales, circonstance qui nécessita son transport dans la section des gâteuses.

OBSERV. III.

Lab..., 40 ans, est entrée à la Salpêtrière le 12 juin 1866, dans le service de M. Baillarger. — A son arrivée, cette malade était en proie à une grande tristesse; elle accusait des douleurs dans tout le corps, se reprochait d'avoir beaucoup péché et présentait un ensemble de symptômes tels que M. Baillarger formula le diagnostic suivant : Délire mélancolique avec soupçon de paralysie générale.

Janvier 1868. — La malade offre les signes d'une paralysie générale bien caractérisée : Tremblement des membres; parole lente, hésitée; incohérence dans les idées; inégalité pupillaire.

26 juin. — Ce soir, la malade était occupée à faire de la charpie, lorsque tout à coup elle a perdu connaissance. Elle était assise sur une chaise : son corps s'est affaissé et s'est incliné à gauche. Le côté gauche est devenu le siége de convulsions rapides, presque imperceptibles. La face est pâle, les yeux ouverts, fixes, la mâchoire fortement serrée; une écume abondante sort de la bouche; les dents se heurtent et produisent le grincement. La face est déviée à droite; les paupières sont le siége de contractions rapides; la sensibilité semble anéantie; la malade fait de temps en temps des mouvements de déglutition; émission involontaire des urines; coma.

28 *juin.*— La malade n'est revenue complétement à
elle qu'hier soir. Quelques heures après la fin de son
attaque, elle a paru sortir du coma, et pendant quelques minutes, elle a présenté une grande agitation et
poussait des cris inarticulés; mais elle est retombée
ensuite dans l'immobilité. Aujourd'hui tout a disparu.

OBSERV. IV.

Per..., 32 ans, a été admise à la Salpêtrière il y a
environ un an, dans le service de M. Baillarger.

Cette malade, d'après les renseignements pris sur
son compte, était, avant sa maladie, caissière dans
une importante maison de commerce. Elle était intel-
ligente et parfaitement à la hauteur de sa position.

Aujourd'hui, elle présente tous les symptômes de la
paralysie générale : Délire des grandeurs avec toute
son originalité; incohérence la plus complète dans
les idées. Tremblement de la langue, des membres èt
de tout le corps. Elle possède de grands restaurants
en Italie; le bon Dieu lui a promis 60,000 fr. par jour;
elle a vu en Bretagne des Chinois coiffés de bonnets
de coton, etc., telles sont les pensées bizarres qu'elle
émet lorsqu'on veut la faire causer. La démarche est
lente, difficile, chancelante parfois. La langue, sortie
de la bouche, présente un tremblement rapide et in-
cessant. La parole est hésitante, tremblante, et constitue un véritable bégaiement. La malade peut encore
écrire, mais les caractères qu'elle trace sont presque
illisibles et dénotent le désordre de ses mouvements.

5 *mai.* — La malade est prise ce matin d'une attaque épileptiforme caractérisée par des convulsions
généralisées, s'étendant à tout le corps. Secousses
dans les membres supérieurs et inférieurs; contractions violentes des muscles de la face; écume san-
glante à la bouche; on observe, en un mot, tous les
caractères d'un accès d'épilepsie franche. La durée de
l'attaque a été de deux heures, durant lesquelles il y

a eu des rémissions, mais il ne se passait pas cinq minutes d'intervalle entre deux accès. Coma profond après l'attaque; respiration stertoreuse; résolution complète du corps. Trente-six heures après seulement, la malade est revenue à elle.

Nous avons appris que cette malade avait déjà eu une attaque, analogue à celle qui précède, six mois auparavant, et qu'à sa suite, on avait observé une aggravation notable des symptômes qu'elle présentait alors.

La cause intime de ces attaques épileptiformes et apoplectiformes a été diversement interprétée. Laissant de côté l'opinion de ceux qui ne veulent voir dans ces accidents que des phénomènes *sine materiâ*, nous dirons que la plupart des auteurs les regardent comme étant produites par une congestion intense de la substance cérébrale. Dans les leçons qu'il a faites l'an dernier à la Salpétrière, M. Aug. Voisin les considère comme étant souvent le résultat d'ecchymoses méningées, de fluxions pachi-méningitiques et même d'hémorrhagies capillaires, produites par la rupture de dilatations ampullaires des artérioles. Dans plusieurs autopsies de malades ayant succombé à la suite de ces accidents, ce médecin a constaté des dilatations notables des vaisseaux des corps rhomboïdaux. Or comme, d'une part, la même altération se rencontre souvent seule dans l'épilepsie simple; comme, d'autre part, d'après M. Luys, le cervelet prend une part active à la production des accès épileptiques par suite de la communication qui existe entre lui et le bulbe au moyen des pédoncules inférieurs et moyens, il en résulte que l'accès épileptique et l'accès epileptiforme reconnaissent le même mode pathogénique, mode si bien mis en lumière par les expériences de M. Brown-Sequard. Dans l'un et l'autre, du reste, les caractères symptomatiques sont identiques : c'est le même début brusque, subit, la même pâleur de la face, ce sont les mêmes accidents convulsifs et comateux. Dans l'un et l'autre, le sphygmographe donne des lignes d'une similitude parfaite : même lenteur, même dicrotisme, même forme. En un mot, entre ces deux manifestations morbides il n'y a qu'une différence, celle de la cause initiale.

A côté de ces phénomènes de congestion encéphalique, il en est d'autres non moins curieux et non moins intéressants, qui reconnaissent pour point de départ des altérations des organes de la cavité rachidienne. Ce sont des contractions des muscles, partielles ou généralisées, passagères ou intermittentes, résultat de la production de néo-membranes formées sur le feuillet pariétal de l'arachnoïde spinale, néo-membranes que l'on considère généralement comme un produit de sécrétion de cette membrane. D'autres fois, on observe des convulsions tétaniformes bien caractérisées qui coïncident avec une altération spéciale de la membrane séreuse de la moëlle. L'observation suivante est un exemple remarquable de ce genre de phénomènes pathologiques de la paralysie générale.

OBS. V.

Ch..., 38 ans, est entrée à la Salpétrière dans le service de M. Baillarger en décembre 1867.

Nous n'avons pu recueillir aucun antécédent positif

sur cette malade : à son entrée à l'hospice elle avait du tremblement de la langue ; elle était triste, abattue, cherchait l'isolement. Aujourd'hui (mai 1868), elle présente des symptômes plus accentués : sa parole est difficile, elle articule les mots d'une façon très-imparfaite, et ne prononce que des phrases incohérentes. Sa langue, sortie de la bouche, présente une série d'oscillations rapides dans tous les sens. La malade se promène toute la journée dans les cours, mais elle marche avec difficulté ; elle chancelle souvent et décrit de nombreux zizags avant d'arriver à un point qu'on lui indique. Les mouvements des membres supérieurs et inférieurs sont très-limités et on observe qu'il existe une certaine roideur dans ces parties. La sensibilité au toucher et au pincement est diminuée, mais non abolie : pas d'hémiplégie. La vessie et le rectum ne fonctionnent plus ; il y a émission involontaire des urines et des matières fécales.

9 *mai*. — Depuis deux ou trois jours, cette malade présente de légères convulsions se produisant à des intervalles variables plusieurs fois par jour. — Depuis hier soir, ces accidents sont plus accentués et se montrent toutes les cinq ou six minutes. Nous les avons observés attentivement ce matin ; voici en quoi ils consistent : la tête se recourbe brusquement en arrière, les muscles du cou sont contracturés ; il y a du trismus ; les dents de la mâchoire inférieure sont fortement arcboutées contre celles de la mâchoire supérieure : d'où impossibilité pour la malade de tirer la langue, de boire, de parler. — Les paupières sont closes ; si on les soulève on voit que les pupilles sont égales et contractiles. — Les membres supérieurs sont droits, rigides ; il est impossible de fléchir l'avant-bras sur le bras. Les membres inférieurs sont étendus, immobiles. La colonne vertébrale est incurvée en avant, de telle sorte que la poitrine est saillante, comme soulevée. Les muscles du thorax sont durs et

tendus; la respiration est difficile, anxieuse, entre-
coupée.

Les convulsions se développent spontanément, mais
on peut aisément les provoquer : pour cela il suffit de
pincer et même de toucher la malade. L'électrisation
du tronc et des membres détermine la production des
accès. Un bruit perçu par la malade produit le même
effet : ainsi le battement d'une montre placée près de
l'oreille suffit pour amener une violente contraction
des muscles.

Dans l'intervalle des accès, la malade ouvre les
yeux, s'assied sur son lit et regarde autour d'elle, mais
sans articuler une seule parole. Elle a un trismus con-
tinuel : il lui est impossible de boire.

Le pouls est régulier et bat 88 fois par minute ; la
température axillaire ne va pas au delà de 38°.

Traitement : Injection sous - cutanée de 6 centigrammes de curare. — Toutes les deux heures injection de 2 centigrammes de curare.

Soir, 6 *heures*. — La malade a eu plusieurs accès
depuis ce matin : l'un a été provoqué par la piqûre
faîte pour l'injection curarique. — Ce soir, la malade a
les yeux ouverts; son pouls est fort et bat 92 fois par
minute. Elle transpire abondamment : l'injection provoque quelques mouvements convulsifs dans les jambes
et dans les muscles du cou.

11 heures. — Depuis trois heures environ, la malade
est dans un état de somnolence : elle n'a pas eu d'accès.
par le pincement on ne détermine la production d'aucun mouvement. Les pupilles sont dilatées et inégales.
Le chatouillement de la plante des pieds détermina
quelques mouvements réflexes. — La peau est chaude,
le pouls large et fort, la respiration irrégulière. T. A.
39°.

11 mai. — La malade est dans le décubitus latéral.
Sa face est rouge, animée : sa peau couverte de sueurs.
Elle cherche à descendre de son lit ; ses paupières

sont largement ouvertes ; ses pupilles sont fortement dilatées. Par le pincement, on ne provoque pas d'accès convulsif. Elle a 44 respirations par minute ; pouls régulier à 124 ; T. A. 40° 6.

11 *heures* : face très-rouge ; peau brûlante : 44 respirations ; P. 124 ; T. A. 41° 1.—Roideur des muscles du cou : — pas d'accès tétanique par le pincement ; — pas de trismus ; la malade tire la langue si on le lui demande.

6 *heures* : sueurs abondantes ; face animée ; peau brûlante, soif vive. 48 respirations ; P. — 126 ; T. A. 41°,2.

12 *mai*. — La nuit a été calme ; la malade a dormi et n'a pas eu d'accès ; — plus de trismus. Ce matin le pincement ne provoque aucune contraction. L'analyse de l'urine de cette malade donne 31 grammes d'urée pour 1,000 grammes de liquide.

Soir. — La malade tousse un peu ; sa respiration paraît gênée. A l'auscultation on entend dans le tiers moyen du poumon quelques bouffées de râles crépitants. 124 pulsations ; T. A. 41° 2.

Julep diacodé avec 20 centigrammes de kermès. Tisane pectorale.

13 *mai*. — La malade a eu pendant la nuit une attaque tétanique. — La peau est sèche, brûlante. Toux forte, fréquente. — Râles crépitants. — P. 128 ; T. A. 40° 8.

14 *mai*. — Grande oppression : 52 inspirations ; — Chaleur âcre de la peau. Hier soir, attaque tétanique spontanée avec renversement de la tête en arrière. — La lésion pulmonaire s'est étendue et occupe les deux tiers supérieurs du poumon gauche. — P. = 128 ; T. A. 41° 2.

La malade meurt dans la journée.

Autopsie. — *Poumons*. — Hépatisation rouge occupant toute la partie inférieure du lobe supérieur du

2

poumon gauche ; — légère quantité de liquide dans la plèvre du même côté.

Cerveau. — On trouve les altérations qui caractérisent la paralysie générale : adhérence des membranes à la substance cérébrale ; — épaississement de ces membranes ; — ramollissement de la substance grise, etc.

Cavité rachidienne. — Les lésions les plus intéressantes s'observent du côté de la cavité rachidienne. Il n'y a pas de sang dans le canal rachidien : les vaisseaux des méninges sont fortement injectés. Sur l'arachnoïde, on voit ramper un grand nombre de capillaires gorgés de sang, de sorte que cette membrane offre un aspect rougeâtre. Elle présente à la surface de son feuillet pariétal un sablé sensible sous le doigt : en quelques points, ce sablé, offrant à la vue l'apparence de petites papilles saillantes, est tellement abondant, que sous le doigt il donne la sensation d'une langue de chat. C'est surtout dans la partie supérieure, dans la région cervicale surtout, que l'on constate cette disposition. Ces petites granulations s'observent aussi plus abondantes dans la moitié postérieure de l'arachnoïde pariétale, où l'on voit, principalement au niveau des racines nerveuses, de petits tractus celluleux qui s'étendent de cette membrane à la moelle. La rougeur de l'arachnoïde n'est pas uniforme ; elle est beaucoup plus marquée en certains points, et c'est dans ces points que les granulations sont le plus nombreuses. A la loupe, ces petites saillies sont très-apparentes et paraissent contenir un liquide séreux. Elles donnent à la vue tout à fait l'idée des follicules isolées de l'intestin.

La *moelle épinière* ne présentait d'autre altération qu'un léger degré de congestion.

Examen microscopique des granulations de l'arachnoïde fait par M. Liouville. — 1° *faible grossissement.* — Au milieu d'une trame assez résistante d'ap-

parence blanchâtre, composée de tissu connectif, en-
serrant des nerfs et des vaisseaux, on distingue des
masses proéminentes, le plus souvent arrondies, irré-
gulièrement terminées sur leurs bords, ne paraissant
pas avoir d'enveloppe propre qui les encellule. Ces
masses sont constituées par des *granulations grais-*
seuses de volume différent, de teintes plus ou moins
foncées, très-rapprochées, placées soit les unes sur les
autres, soit les unes à côté des autres ; — ce qui donne
l'aspect saillant, l'apparence d'une mûre et la teinte
foncée noirâtre, de quelques places. — Si l'on vient à
presser la préparation, ces amas se rompent, et la
plupart des granulations, soit libres, soit en petites
masses, se disséminent çà et là. — Elles ne se colorent
pas par le carmin.

2° *Forts grossissements.* — On s'assure bien encore
qu'il s'agit de granulations graisseuses, de tailles dif-
férentes ; mais de plus on distingue qu'elles se trouvent
comme superposées, proéminentes, ou même mêlées à
des amas plus ou moins abondants de *noyaux volu-*
mineux, arrondis ou légèrement ovalaires, bien limi-
tés et qui semblent être des noyaux, mais de volume
énorme, de tissu conjonctif. — Ils se trouvent ainsi
par groupes, agglomérés, assez serrés les uns contre
les autres, ne paraissant pas avoir d'enveloppe propre
qui les encellule, intriqués dans des mailles de tissu
connectif qui devient plus net sur les bords de ces
sortes d'*îlots de noyaux*. — Mais en outre ces noyaux,
qui se colorent par le carmin, d'une façon nette, se
retrouvent alors isolés, disséminés, en plus ou moins
grand nombre, mais de volume égal, et toujours con-
sidérable, sur le reste de la trame du tissu conjonctif,
qui paraît plus épais, plus intriqué qu'à l'état normal.
— De plus, c'est cette trame proliférée, elle aussi, qui
enserre, comme dans une sorte de gangue, des *nerfs,*
des *vaisseaux*, à parois plus épaisses, quelques petites
masses calcaires, mal déterminées, à cercles concen-

triques, de rares amas granulés teints par l'hématoïdine et quelques granulations graisseuses isolées ou en petits groupes.

C'est Bayle qui le premier signala à la surface libre de l'arachnoïde cérébrale, dans la paralysie générale, la production d'exsudats albumineux plastiques, disposés sous forme de petites aspérités sphériques. Depuis, les granulations de l'arachnoïde ont été observées fréquemment dans cette affection : on ne les a pas trouvées seulement à la surface de la séreuse hémisphérique, mais encore dans les ventricules latéraux et même dans le quatrième ventricule où elles ont été rencontrées par M. Joire. Mais, nous ne connaissons pas d'observations dans lesquelles l'existence de cette altération ait été constaté sur l'arachnoïde spinale. De tous les auteurs que nous avons consulté à ce sujet, aucun n'en fait mention : aussi notre dernière observation nous paraît-elle intéressante, car elle constitue un fait très-rare, sinon unique, dans la science.

9 782329 126418